Rosa Geislinger, Dipl.-Psych.

Dr. med. Heinz Grunze

Bipolare Störungen
(manisch-depressive Erkrankungen)

Ratgeber
für Betroffene und Angehörige
Anhang: Interview

AF175156

2. überarbeitete Auflage

Deutsche Gesellschaft für Bipolare Störungen e.V.
(manisch-depressive Erkrankungen)

Hinweis:
Medizin als Wissenschaft ist ständig im Fluss. Für Angaben bzgl. Medikamenteneinsatz, Zulassung bzw. Zulassungsbeschränkung, Dosierungsempfehlungen und Applikationsformen kann vom Autor und dem Herausgeber keine Haftung übernommen werden. Jeder Benutzer ist angehalten, durch sorgfältige Prüfung der Medikamentenbeipackzettel und ggf. nach Konsultation eines Spezialisten festzustellen, ob die dort gegebenen Empfehlungen von denen in diesem Werk abweichen.

Die Wiedergabe von Gebrauchsnamen, Handelsnamen, Warenbezeichnungen usw. in diesem Werk berechtigt auch ohne besondere Kennzeichnung nicht zu der Annahme, dass solche Namen im Sinne der Warenzeichen- und Markenschutz-Gesetzgebung als frei zu betrachten wären und von jedermann benutzt werden dürfen.

Wichtig:
Eine Gefährdungshaftung für in Deutschland nicht zugelassene Importpräparate durch den Hersteller und den Importeur wird nicht übernommen.

Copyright © 2005
Deutsche Gesellschaft für Bipolare Störungen e.V. und die Autoren
2. überarbeitete Auflage
Gestaltung: ConferencePoint Verlag, Hamburg
www.conferencepoint.de
Herstellung: BoD GmbH, Norderstedt

ISBN 3-8311-4519-9

Inhalt

Vorwort

Die ersten Beschreibungen bipolarer Störungen (oder manisch-depressiver Erkrankungen) gehen bis in das griechische Altertum zurück. Eine Unausgewogenheit der verschiedenen Körperflüssigkeiten wurde schon damals als Ursache vermutet, was von unseren heutigen Vorstellungen von Störungen der Überträgerstoffe (Neurotransmitter) im Gehirn gar nicht so weit weg ist. Nicht nur wegen ihres zum Teil dramatischen Erscheinungsbildes mit unvorhersehbaren Stimmungswechseln, sondern auch wegen der Häufigkeit ihres Auftretens waren bipolare Störungen offensichtlich schon damals Gegenstand des Interesses und der Forschung. Nach aktuellen Schätzungen sind mindestens 5% der Bevölkerung von diesen Leiden betroffen. Laut der WHO (http://www.who.int/whr/2001/main/en/chapter2/002e1.htm) stellen bipolare Störungen somit eins der gravierendsten Leiden dar, sowohl für den einzelnen Patienten als durch die Kosten, die die Erkrankung für die Allgemeinheit verursacht.

Trotz ihrer Häufigkeit werden bipolare Störungen nur selten fachgerecht behandelt. Es wird geschätzt, dass nur etwa 10–15% aller Betroffenen aufgrund des Leidens sich in fachärztlicher Behandlung befinden. Meist wird die Erkrankung gar nicht erkannt und ihre Symptome als Probleme des täglichen Lebens bagatellisiert. Oft wird aber auch der Weg zum Arzt gescheut, um nicht als Schwächling oder gar verrückt zu gelten. Umgekehrt erkennen auch viele Ärzte, teils sogar Fachärzte, die Erkrankung nicht auf Anhieb, und eine Behandlung erfolgt oft nur unspezifisch wegen körperlicher Beschwerden oder Schlafstörungen.

Mit diesem Umstand dürfen Ärzte, Betroffene und Angehörige natürlich nicht zufrieden sein. Eine Veränderung lässt sich aber nur durch weit reichende Aufklärung über die Erkrankung und ihre Folgen leisten. Zusammen mit praktischen Ratschlägen zum Umgang mit der Erkrankung soll diese aktualisierte Auflage des Ratgebers hierzu einen Beitrag leisten.

Welche Ursachen haben bipolare Störungen?

Jeder kann prinzipiell von einer bipolaren Störung betroffen sein, die Erkrankung ist weder die eigene Schuld des Patienten noch entspringt sie einer schwachen Persönlichkeit. Im Gegenteil, oft sind in ihrem bisherigen Leben sehr erfolgreiche Menschen betroffen. Bei der Entstehung einer bipolaren Störung kommen zumeist zwei Faktoren zusammen:

- ein anlagebedingter, **genetischer Faktor**
- sowie mit **Stress** im weitesten Sinne verbundene Lebensumstände, die dann die zuvor schlummernde Veranlagung zum Ausbruch bringen.

Die genetische Komponente ist bei bipolaren Störungen im Vergleich zu anderen psychischen Erkrankungen sehr stark ausgeprägt. Etwa die Hälfte aller Patienten haben Angehörige, die ebenfalls unter einer bipolaren Störung leiden. Bei eineiigen Zwillingen ist die Wahrscheinlichkeit, an einer bipolaren Störung zu erkranken, sogar 60–80%, wenn auch der andere Zwilling erkrankt ist. Bei zweieiigen Zwillingen liegt sie allerdings nur bei etwa 20%. Gehäuft treten auch in Familien von bipolaren Patienten so genannte „unipolare" Depressionen, also Erkrankungsverläufe ohne Episoden gehobener Stimmung, und Suchtprobleme auf.

Gegenwärtig geht man davon aus, dass nicht ein einzelnes Gen, sondern ein bestimmtes Genmuster und dessen Zusammenwirken für die Anfälligkeit, an einer bipolaren Störung zu erkranken, verantwortlich ist. Oft werden dabei Gene verändert gefunden, die den Stoffwechsel so genannter **„Neurotransmitter"** beeinflussen. Dies sind chemische Botenstoffe, die an der Weiterleitung von Nervenimpulsen im Gehirn beteiligt sind. Entsprechend lassen sich auch bei bipolaren Patienten Veränderungen einzelner Neurotransmitter in den Krankheitsphasen nachweisen. In der depressiven Phase zeigt sich dabei oft ein Mangel an Noradrenalin und Serotonin, in manischen Episoden wird eine Erhöhung des Dopamin und Noradrenalin vermutet.

Auch komplexe Abläufe innerhalb der Nervenzelle, die in ihrer Aktivität wiederum von diesen Neurotransmittern beeinflusst werden können, scheinen bei bipolaren Störungen eine Rolle zu spielen. So wird vermutet, dass Veränderungen des Aufbaus der Nervenzellen als Folge vorausgegangener Krankheitsepisoden wiederum neue Episoden begünstigen. Aus dieser Erkenntnis resultiert unter anderem die dringende Empfehlung, schon relativ früh im Laufe der Erkrankung mit einer vorbeugenden Langzeitbehandlung, der so genannten „Prophylaxe" zu beginnen, um solche Umbauprozesse zu verhindern.

Welche Symptome zeigen bipolare Störungen?

Jeder Mensch hat bei sich und anderen schon Stimmungsschwankungen festgestellt. Wir ärgern uns, wenn wir zu Unrecht gerügt werden und freuen uns über ein Lob. Diese Stimmungsveränderungen sind ganz normale Reaktionen auf die entsprechende Lebenssituation und stellen einen Teil unserer Persönlichkeit dar. Im Gegensatz dazu kommt es jedoch bei Menschen, die an bipolaren Störungen leiden, zu Zeiten mit völlig übersteigerten Stimmungsschwankungen. Während zu Beginn der Erkrankung das auslösende Lebensereignis, das sowohl positiver als auch negativer Art sein kann, noch meist gut zu identifizieren ist, schwindet im Laufe der Erkrankung die Bedeutung der **Auslösefaktoren**. Dann können neue Krankheitsepisoden oft ohne einen entsprechenden Anlass auftreten bzw. lange andauern, obwohl der Anlass, beispielsweise Trauer um einen nahe stehenden Menschen, normalerweise längst an Bedeutung verloren hat. Es entwickelt sich also eine **Eigendynamik** der Stimmungsschwankungen, deren Anlass nicht mehr immer nachvollziehbar ist.

Während man früher unter bipolaren Störungen allein den Wechsel zwischen himmelhoch jauchzend (manisch) und zu Tode betrübt (depressiv) verstand, wird der Begriff heute weiter gefasst und kann sämtliche Nuancen menschlicher Stimmungszustände widerspiegeln. Oft können auch Symptome einer Manie oder Depression zeitgleich vorliegen, ein für Patienten und Angehörige sehr belastender Zustand, der mit **Mischzustand** bezeichnet wird. Nicht wenige Patienten leiden aber auch unter Stimmungsschwankungen geringeren Ausmaßes oder geringerer Zeitdauer, die die Klassifikationskriterien einer Manie oder Depression nicht voll erfüllen. Dies bezeichnet man als **Zyklothymia** oder **Zyklothyme Störung**. Nichtsdestotrotz sind die Patienten jedoch durch die ständige Stimmungsinstabilität in hohem Maße beeinträchtigt.

Wichtig ist es, zu akzeptieren, dass bipolare Störungen nicht nur Launen der Stimmung sind, sondern richtige Krankheiten darstellen, die den ganzen Menschen in seinem Denken, seinen Gefühlen, seinen Fähigkeiten zur Lebensbewältigung, aber auch in körperlicher Hinsicht beeinträchtigen. Patienten mit bipolaren Störungen haben zum Beispiel ein höheres Risiko, an **Herz-Kreislauferkrankungen** zu erkranken und zu versterben als die Normalbevölkerung.

Die Krankheit selbst ist durch eine Vielzahl körperlicher Symptome, insbesondere in der Depression, wie Gewichtsverlust, Appetitlosigkeit und Schlafstörungen, gekennzeichnet.

Welche Symptome und Verlaufsformen sind bei bipolaren Störungen zu erwarten?

Als charakteristisch für bipolare Störungen werden zumeist langandauernde Episoden von Depressionen und Manien, die durch Zeiten relativen Wohlbefindens unterbrochen sind, angesehen. Doch diese oft auch als „klassisch" bezeichnete Verlaufsform der Bipolar I Störung ist bei weitem nicht die einzige. Mindestens genauso viele Patienten leiden unter einer sogenannten Bipolar II Störung, wo die klinische Symptomatik durch schwere Depressionen und meist nur kurze Zeiten leicht gehobener Stimmung – so genannte **Hypomanien** – gekennzeichnet ist. Da von seiten der Patienten diese hypomanen Episoden zumeist nicht als krankhaft angesehen werden, werden sie oft nicht berichtet, was zur Fehldiagnose einer unipolaren Depression führt. Diese Fehleinschätzung kann jedoch zu einer nicht optimalen und den Krankheitsverlauf möglicherweise sogar ungünstig beeinflussenden Behandlung führen.

Die Dauer der einzelnen Krankheitsepisoden kann zwischen wenigen Tagen, mehreren Monaten, aber auch noch längeren Zeiträumen variieren. Bei unbehandelten Patienten dauern die Episoden im Schnitt zwischen 4 und 12 Monaten, wobei die Dauer einer Depression meist deutlich überwiegt und durchschnittlich 2-3mal so lang ist. Manische (oder hypomanische) und depressive Episoden können dabei ineinander übergehen oder durch Zeiten relativ ausgeglichener Stimmung voneinander getrennt sein.

Auch die Häufigkeit der Episoden kann recht unterschiedlich sein. Ohne entsprechende prophylaktische Behandlung ist jedoch die Wahrscheinlichkeit, nach einer ersten Episode mindestens eine zweite zu erleben, über 70%, und je mehr Episoden der Patient durchgemacht hat, desto höher wird die Wahrscheinlichkeit für weitere Episoden, sofern keine prophylaktische Behandlung erfolgt.

Eine weitere Erkrankungsform ist die zyklothyme Störung (oder Zyklothymia). Sie ist durch einen langdauernden Verlauf mit andauernder Stimmungsinstabilität, also einem ständigen Wechsel zwischen Zeiten leicht gehobener Stimmung und depressiver Phasen, die jedoch nicht die Länge oder Schwere einer typischen Depression erreichen, gekennzeichnet. Auch die zyklothyme Störung ist mindestens genau so häufig wie die typische Bipolar I Störung bzw. die Bipolar II Störung.

Die Einteilung in Bipolar I, Bipolar II und zyklothyme Störung mag etwas willkürlich erscheinen, hat aber durchaus Konsequenzen für die Behandlungsstrategie. Wir wissen heute, dass manche Medikamente tendenziell bei der einen oder der anderen Form besser wirksam sind.

Früher bestand allgemein die Annahme, dass Patienten mit bipolaren Störungen sich zwischen den einzelnen Episoden wieder völlig erholen. Heute muss man leider feststellen, dass bei vielen Patienten die volle Funktionstüchtigkeit nicht wieder erreicht wird und so genannte **residuale Symptome** wie beispielsweise Konzentrationsschwäche oder Tagesmüdigkeit bestehen bleiben. Mit diesen Beschwerden hat sich die Forschung bisher viel zu wenig beschäftigt. Hier besteht noch deutlicher Bedarf, erfolgreiche Behandlungsstrategien zu entwickeln.

Wie schon eingangs erwähnt, sind bipolare Störungen häufig. 1–1,5% der Bevölkerung leiden unter einer klassischen manisch-depressiven Bipolar I Störung. Die Bipolar II Störung tritt ungefähr bei 3-4% der Bevölkerung auf; wenn man die zyklothyme Störung noch mit hinzu zählt, möglicherweise sogar bei 8%. Es erkranken etwa gleich viel Männer wie Frauen an einer Bipolar I Störung, bei der Bipolar II Störung sind etwa doppelt so viele Frauen wie Männer betroffen. Zumeist tritt die Krankheit erstmalig in der späteren Jugend und im frühen Erwachsenenalter auf, kann aber auch schon bei Kindern vorhanden sein und ist dann schwer von der so genannten Aufmerksamkeitsdefizit-Störung mit Hyperaktivität (Attention Deficit Hyperactivity Disorder, ADHD) abzugrenzen.

Welche Symptome kennzeichnen die einzelnen Pole der Erkrankung?

Manische Episoden (Manie)

Zumeist hervorstechende Merkmale der Manie sind ein intensives Hochgefühl, eine übersteigerte und meist unbegründete gute Laune, sowie das subjektive Gefühl erhöhter persönlicher Leistungsfähigkeit. In der eigenen Einschätzung empfinden sich die Betroffenen meist als außergewöhnlich energiegeladen, kreativ und schöpferisch. Damit geht ein sehr geringes Schlaf- und Erholungsbedürfnis einher. Typisch ist, dass Schlaf als Zeitverschwendung und Unterbrechung des (oft ziellosen) Tatendrangs empfunden wird. Im Extremfall können sogar kurzfristige Halluzinationen und Wahnvorstellungen auftreten, dann spricht man von einer **psychotischen Manie**. In der Manie leugnen die Betroffenen oft hartnäckig, dass in irgendeiner Art und Weise Probleme bestehen würden und reagieren oft gereizt, wenn sie von anderen auf offensichtliche Schwierigkeiten hingewiesen werden. Schwer ist es daher, einen manischen Patienten von der Notwendigkeit einer Therapie zu überzeugen; oft müssen die Betroffenen in der akuten manischen Episode gegen ihren Willen in einer geschlossenen Abteilung eines psychiatrischen Krankenhauses behandelt werden. Gerade wenn die Manie einer vorausgegangenen langdauernden Depression folgt, wird sie von dem Betroffenen eher als Befreiung und Wiederaufleben, aber nicht als neue Krankheitsepisode empfunden.

Die wichtigsten Symptome der Manie sind nachfolgend aufgeführt:

- Intensives Hochgefühl, subjektiv gesteigerte Leistungsfähigkeit und Kreativität
- Deutlich vermindertes Schlafbedürfnis
- Kritikunfähigkeit und Umschlagen der Hochstimmung in Gereiztheit, wenn der manische Patient Widerspruch erfährt
- Distanzlosigkeit und Rededrang im Umgang mit anderen Menschen

- Gedankensprünge und Beschleunigung des Denkens, so dass Außenstehende dem Inhalt des Gespräches oft nur schwer folgen können
- Sprunghaftigkeit im Handeln: viele Dinge werden begonnen, aber nicht zu Ende geführt
- Eine Enthemmung in verschiedensten Bereichen, angefangen von exzessivem Kaufrausch weit über die finanziellen Möglichkeiten hinaus, bis hin zu unangepassten sexuellen Handlungen. Oft stehen diese Enthemmungen im krassen Widerspruch zu der normalen, gesunden Persönlichkeit des Betroffenen und führen entsprechend nach Abklingen der Manie zu starken Scham- und Schuldgefühlen.

Hypomane Episoden

Eine Hypomanie ist eine **abgeschwächte Form der Manie**. Auch von den zeitlichen Kriterien ist sie deutlich kürzer definiert, man spricht bereits von einer hypomanen Episode, wenn die Dauer 4 Tage erreicht. Während der Hypomanie fühlt sich der Betroffene wesentlich besser als üblich, verspürt mehr Kreativität und Lebensfreude, neigt aber nicht zu grob unvernünftigen und persönlichkeitsfremden Verhaltensweisen wie der Maniker. Gerade wenn der Patient aus der Depression herauskommt, wäre man geneigt, dem Patienten seine Hypomanie zu gönnen. Dem stehen jedoch zwei Argumente gegenüber, die sorgfältig bedacht werden sollten:

- Zu Beginn der hypomanen Episode weiß man nie, wo sie endet. Auch eine typische Manie entwickelt sich erst langsam. So ist es durchaus möglich, dass die Hypomanie nach wenigen Tagen in eine Manie mit allen ihren schweren Konsequenzen umschlägt.
- Jede neue Krankheitsepisode, die nicht behandelt wird, verschlechtert den Gesamtverlauf der Erkrankung. Die Abstände zwischen den einzelnen Episoden werden immer kürzer, die Zeiten ausgeglichener Stimmung immer seltener. Von daher ist es wichtig, erste Anzeichen neuer Episoden zu erkennen und sie durch frühzeitige Behandlung abzuwenden.

Depressive Episode

Die meisten Menschen setzen den Begriff „Depression" mit Traurig-
keit oder Trauer gleich. Eine Depression ist jedoch weit mehr als
nur ein Gemütszustand. Sie ist eine Erkrankung, die nicht nur
unsere Stimmung, sondern auch unser Denken, unser Handeln
und selbst unsere körperlichen Funktionen beeinflusst. Hinsichtlich
der Stimmungslage ist es dabei für den depressiven Menschen oft
charakteristisch, dass er sich nicht im eigentlichen Sinne traurig
fühlt, sondern dass er eher über ein **Erlöschen der Gefühle** klagt.
Sowohl die Fähigkeit zur Freude als auch zur Trauer sind abhan-
den gekommen. Oft wirken depressive Menschen wie versteinert.
Damit einher geht ein Verlust an sämtlichen Interessen, an Antrieb
und Energie, etwas zu unternehmen. Selbstwertgefühl und Selbstvertrauen liegen am Boden; Denken und Konzentrieren wird als
mühsam empfunden. Erfreuliche Ereignisse oder eine Veränderung der Lebenssituation haben wenig Einfluss auf die Stimmung.
Die Schwere der Depression kann dabei im Tagesverlauf durchaus
fluktuieren, viele Patienten beschreiben ein Morgentief und eine
Besserung zum Abend hin.

Die wichtigsten Symptome der Depression beinhalten:

- Verlust der Gefühle und der Fähigkeit, zu trauern und sich zu
  freuen.
- Antriebslosigkeit und Interesselosigkeit an Dingen, die norma-
  lerweise Freude bereitet haben
- Verlust sexuellen Interesses
- Neigung zu ständigem Grübeln und pessimistischer Zukunfts-
  perspektive
- Schlafstörungen, oft Durchschlafstörungen und morgend-
  liches Früherwachen, manchmal aber auch gesteigertes
  Schlafbedürfnis
- Veränderung des Hungergefühls: Sowohl Appetitverlust, aber
  auch in seltenen Fällen gesteigerter Appetit können auftreten
- Konzentrations- und Aufmerksamkeitsstörungen
- Unfähigkeit, Entscheidungen zu treffen
- Gefühl der Wertlosigkeit, Schuldgefühle und mangelndes
  Selbstbewusstsein

- Todeswünsche bis hin zu Suizidversuchen
- Verschiedenste körperliche Missempfindungen: oft Engegefühl im Brustbereich, Durchfall oder Verstopfungen.

Gemischte Episode (Mischzustand)

Manie und Depression sind nicht immer streng voneinander getrennt, sondern können bei vielen Patienten auch praktisch zeitgleich oder im kurzen Wechsel innerhalb von wenigen Stunden auftreten. Patienten fühlen sich energiegeladen, aktiv und schlaflos, zu gleicher Zeit aber auch gereizt und leicht irritierbar. Die Gedanken rasen, beinhalten aber überwiegend depressive Inhalte. Mischzustände sind oft nicht nur für den Patienten die unangenehmsten Manifestationen bipolarer Störungen, sondern gehen auch mit einer **hohen Gefahr des Suizides** aufgrund der Kombination von gesteigertem Antrieb bei gleichzeitigen depressiven Gedankeninhalten einher.

Wie wird eine bipolare Störung diagnostiziert?

Obwohl bipolare Störungen „richtige" und ernst zu nehmende Erkrankungen sind, gibt es zurzeit keinerlei Möglichkeiten, die Diagnose mit Hilfe von Laboruntersuchungen oder anderen apparativen Untersuchungsmethoden zu stellen. Die Diagnose kann nur im Rahmen einer intensiven Erfragung der Vorgeschichte mit Hilfe des Erkrankten und seiner Kontaktpersonen gestellt werden.

Wesentlicher Kernpunkt zur Diagnosefindung ist ein genauer Bericht der **Lebensgeschichte** und der Probleme des Erkrankten. Der behandelnde Arzt wird in diesen Gesprächen nach bestimmten, für bipolare Störungen charakteristischen, Symptomen fragen. Die endgültige Diagnose wird in vielen Fällen allerdings nicht beim ersten Arztbesuch gestellt werden können, sofern nicht gerade das typische Bild einer Manie vorliegt. Im ungünstigsten Fall können vom Auftreten der ersten Symptome, beispielsweise einer depressiven Phase, bis zur korrekten Diagnose weit über zehn Jahre vergehen.

Diese Verzögerung der korrekten Diagnose ist vor allem auf zwei Umstände zurückzuführen: Viele Betroffene sind schlecht oder gar nicht über die Erkrankung informiert. Depressive Menschen und oft auch ihre Angehörigen beispielsweise halten ihre über längere Zeit anhaltende Stimmungsveränderungen häufig für schlechte Laune oder trösten sich damit, dass sie zurzeit nur eine schlechte Phase haben. Andererseits empfinden manische Menschen ihre „gute Laune" und vermeintlich gesteigerte Leistungsfähigkeit nicht als Krankheit. Warum auch? Sie fühlen sich schließlich teilweise ausgesprochen gut.

Der zweite Grund ist, dass viele Menschen immer noch eine große Scheu empfinden, mit ihren psychischen Problemen zum Arzt zu gehen. Wird der Leidensdruck dennoch so groß, dass sie einen Arzt aufsuchen, wenden sie sich zunächst an ihren Hausarzt. Dieser ist jedoch kein Nervenarzt oder Psychiater. Leider wird dann, wenn überhaupt, die richtige Diagnose meist erst nach mehreren Krankheitsphasen gestellt.

Wie können bipolare Störungen behandelt werden?

Mittlerweile stehen der modernen Medizin verschiedene Möglichkeiten zur Behandlung von Patienten mit Bipolaren Störungen zur Verfügung. Bevor jedoch auf die einzelnen Behandlungsmethoden eingegangen wird, ist es für die Betroffenen und ihre Angehörigen wichtig zu wissen, was durch die Therapie erreicht werden soll und ob sich diese ärztliche Ziele mit ihren eigenen decken. Denn nur dann kann eine Behandlung auch erfolgreich sein!

Die medizinische Behandlung der Bipolaren Störungen verfolgt im wesentlichen drei Ziele:

Die Akutbehandlung

Ziel der Akutbehandlung ist es, den Patienten aus seiner momentanen manischen, hypomanen, depressiven oder gemischten Krankheitsepisode „herauszuholen", den akuten Leidensdruck zu reduzieren und, falls noch nicht vorhanden, ein Krankheitsverständnis beim Patienten herzustellen. In dieser Phase der Behandlung kommen abhängig von der Schwere und den Symptomen der Krankheitsepisode verschiedene Medikamente (Stimmungsstabilisierer und Interventionsmedikamente), sowie bei einer depressiven Episode zusätzliche Maßnahmen wie Wachtherapie, Magnetstimulations- und Elektrokonvulsionstherapie zum Einsatz. Bei leichteren Depressionen kann auch zusätzlich eine symptomspezifische Psychotherapie begonnen werden.

Erhaltungstherapie

Ist eine deutliche Besserung der Krankheitssymptome eingetreten, schließt sich die Erhaltungstherapie an. Ihr Ziel ist, die noch etwas „wacklige" Situation des Patienten weiter zu stabilisieren und einen direkten Rückfall zu verhindern. In dieser Phase wird versucht, die optimale medikamentöse Therapie für den Patienten zu finden. Eine unterstützende Psychotherapie sollte fortgeführt oder nun begonnen werden.

Rückfallvorbeugung (Prophylaxe)

Hat sich die Stimmungslage des Patienten wieder „normalisiert", gilt es langfristig weitere Krankheitsepisoden zu verhindern und den Patienten so vollständig wie möglich sozial und beruflich wieder einzugliedern. Die medikamentöse Therapie kann bei Nebenwirkungen auf das zur Erhaltung der ausgeglichenen Stimmung notwendige Maß reduziert werden, sollte aber nie ganz abgesetzt werden. Gleichzeitig soll der Patient durch verschiedene psychotherapeutische Maßnahmen in Einzel- oder Gruppentherapie lernen, mit seiner Krankheit langfristig umzugehen und Warnsignale für einen Rückfall zu erkennen.

Wie lange dauert die Behandlung einer bipolaren Störung?

Sowohl Patienten wie Angehörige müssen sich darüber im Klaren sein, dass ein Patient mit bipolarer Störung im Regelfall **das ganze Leben lang** behandelt werden muss. Die Intensität der Behandlung kann dabei zwar unterschiedlich sein, aber ohne Behandlung ist das Rückfallrisiko im Regelfall nicht zu verantworten. Wie im Abschnitt „Wie können bipolare Störungen entstehen?" bereits erklärt, leiden Patienten mit bipolaren Störungen an einer anlagebedingten (genetischen) Anfälligkeit für diese Erkrankung, und es gibt zurzeit noch keine Möglichkeit, diese genetische Anfälligkeit zu korrigieren. Auch die modernsten Therapiemethoden können „nur" zu einer dauerhaften Kontrolle dieser Anlage beitragen.

Welche Behandlungsmethoden werden bei bipolaren Störungen eingesetzt?

Grundsätzlich kommen in der Behandlung bipolarer Störungen verschiedene Behandlungsmethoden zum Einsatz. Welche Therapiemethoden eingesetzt werden, hängt sowohl von der Schwere der akuten Episode als auch vom Gesamtverlauf der Erkrankung ab. Entsprechende positive Vorerfahrungen mit einer speziellen Therapieform oder einem Medikament sind sehr hilfreich bei der Therapiefindung und sollten daher unbedingt von Patienten und Angehörigen berichtet werden.

Medikamentöse Therapie

Zur medikamentösen Intervention bei einer bipolaren Störung werden zwei verschiedene Medikamentengruppen eingesetzt: Stimmungsstabilisierer und Interventionsmedikamente. Wichtig zu wissen ist, dass diese **Medikamente meist ein bis drei Wochen benötigen, bis sie ihre volle Wirksamkeit entfalten.** Patienten und Angehörige sollten sich also nicht entmutigen lassen, wenn sich trotz regelmäßiger Medikamenteneinnahme in den ersten Tagen noch keine sichtbare Wirkung einstellt.

Stimmungsstabilisierer

Stimmungsstabilisierer werden sowohl in der Akut- und Erhaltungstherapie als auch zur Rückfallprophylaxe verwendet. Sie begleiten den Patienten sein ganzes Leben lang. Wie ihr Name schon sagt, dienen sie vor allem dazu, die Stimmungslage des Patienten akut wie auch langfristig zu stabilisieren. Je nachdem, ob der Betreffende gerade eine manische oder depressive Krankheitsepisode durchmacht und wie der Langzeitverlauf der Erkrankung aussieht, kommen verschiedene Substanzen zum Einsatz. Als Stimmungsstabilierer werden heute zumeist **Lithium** und die drei Antiepileptika **Carbamazepin, Valproat** und **Lamotrigin** eingesetzt. In letzter Zeit kommen auch sogenannte **atypische Neuroleptika** in allen Behandlungsphasen vermehrt zum Einsatz.

Interventionsmedikamente

Interventionsmedikamente kommen immer dann zum Einsatz, wenn während der Akutbehandlung einer Depression oder Manie die alleinige Gabe von Stimmungsstabilisierern nicht ausreichend ist. Im Wesentlichen werden vier verschiedene Substanzklassen eingesetzt: **Neuroleptika (vor allem bei der Manie), Antidepressiva (bei der Depression)** sowie **Hypnotika** (Schlafmittel) und **Sedativa** (Beruhigungsmittel).

Nicht medikamentöse Therapieformen

Neben der medikamentösen Therapie werden noch eine Reihe nicht medikamentöse Behandlungsmethoden eingesetzt, die entweder eine unterstützende Funktion haben oder sich durch einen schnelleren Wirkeintritt auszeichnen.

Elektrokonvulsionstherapie (EKT)

Obwohl die Elektrokonvulsionstherapie (auch als Elektrokrampftherapie bezeichnet) häufig sehr negativ in der Öffentlichkeit dargestellt wird, ist sie zurzeit die noch immer wirksamste Therapiemethode zur Behandlung von schweren depressiven, aber auch manischen sowie psychotischen Krankheitsepisoden. Sie wird immer dann eingesetzt, wenn bei den Betroffenen eine hohes Selbsttötungsrisiko besteht, die Symptomatik so schwerwiegend ist, dass man nicht warten kann, bis entsprechende Medikamente richtig wirken oder die Patienten nicht mehr auf verfügbare Medikamente ansprechen. Die Elektrokonvulsionstherapie wird unter einer Kurzzeit-Vollnarkose durchgeführt. Mit Hilfe von zwei Elektroden wird ein zwanzig bis vierzig Sekunden dauernder Krampfanfall ausgelöst, der von selbst wieder aufhört und zu einer Stimulation des Nervensystems führt. Dadurch werden für die Stimmungsstabilisierung wichtige Neurotransmitter, wie Dopamin oder Serotonin freigesetzt. Da sich die Patienten während der Behandlung in Narkose befinden, ist die Behandlung völlig schmerzlos. Die Elektrokonvulsionstherapie wird fast ausschließlich in der Akutbehandlung eingesetzt, in seltenen Fällen aber auch zur Rückfallvorbeugung.

Umfangreichere Informationen hierzu können u.a. unter der Internetadresse http://psywifo.klinikum.uni-muenchen.de/klinik/ekt/index.html abgerufen werden.

Die transkranielle Magnetstimulation (TMS) ist eine sehr junge Methode, die bei bipolaren Störungen bisher nur unzureichend untersucht ist. Bei unipolaren Depressionen scheint sie jedoch wirkungsvoll zu sein. Ihr Prinzip ist die Stimulation mittels eines Magnetfeldes von Hirnarealen, bei denen man eine Fehlfunktion im Rahmen der Depression vermutet. Die TMS wird am wachen Patienten durchgeführt, sie gilt als ungefährlich und praktisch nebenwirkungsfrei.

Wachtherapie

Wie bereits erwähnt, können verschiedene Körperhormone, wie das Kortisol; bei sensiblen Menschen eine Depression auslösen bzw. aufrechterhalten. Es hat sich gezeigt, dass diese Hormone besonders in der zweiten Hälfte der Nacht, wenn die Betroffenen schlafen, ausgeschüttet werden. Die Grundidee der Wachtherapie ist daher, die Patienten vom Schlafen abzuhalten und damit diese anfällige Phase der Nacht zu überbrücken.

Mehrere Untersuchungen haben gezeigt, dass die Wachtherapie in der Behandlung von Depressionen sehr wirkungsvoll ist. Leider hat sie nur eine unzureichende rückfallvorbeugende Wirkung und wird deshalb fast ausschließlich in der Akutbehandlung einer Depression zusammen mit Stimmungstabilisierern eingesetzt.

Psychotherapie

Die im Rahmen der Bipolaren Störungen eingesetzten psychotherapeutischen Verfahren sollen dem Patienten helfen, mit seiner Erkrankung umzugehen, und ihm helfen, bestimmte individuelle Auslöser einer Krankheitsepisode zu erkennen und zu vermeiden. Die Psychotherapie bei bipolaren Störungen setzt sich also mit dem „Hier und Jetzt" auseinander und nicht mit dem „Warum?". Einen besonderen Stellenwert nimmt dabei die **Psychoedukation und die kognitive Verhaltenstherapie** ein, für weitere Informationen sei auf die Internetadresse http://psywifo.klinikum.uni-muenchen.de/klinik/t12.html verwiesen.

Wie können Patient und Angehörige mit der Erkrankung umgehen?

Eine bipolare Störung betrifft nicht nur den Patienten, sondern belastet in hohem Maße seine Angehörigen und sein soziales Umfeld. Häufig steht daher der Patient nach einiger Zeit isoliert da, da sich Familie und Freunde überfordert fühlen und sich zurück ziehen. Dabei kann aber gerade die Hilfe durch die Angehörigen und Freunde den Krankheitsverlauf wesentlich in einem günstigen Sinne beeinflussen. Insbesondere bei der beginnenden Manie ist der Mensch mit einer bipolaren Erkrankung, vor allem wenn es sich um eine der ersten Episoden handelt, oft nicht fähig, die Anzeichen zu erkennen. Eine Vertrauensperson im Familien- oder Freundeskreis kann aber oft noch erreichen, dass er sich frühzeitig in eine Behandlung begibt und dadurch Schlimmeres verhindert und die Krankheitsepisode deutlich abgekürzt wird. Viele Patienten mit bipolaren Störungen schließen in der gesunden Phase mit einer solchen Person ihres Vertrauens einen Kontrakt, indem sie die Person beauftragen, im Fall neuer Krankheitszeichen Schritte zu einer Behandlung hin zu unternehmen.

Der Umgang mit der Erkrankung wird sowohl für Patienten als auch für Angehörige zunehmend leichter, wenn sie zum einen die Krankheit akzeptieren und zum anderen sich intensiv mit ihr auseinandergesetzt haben. Die Erkrankung verliert dann ihre Mystik des „Irreseins" und wird von Betroffenen und Angehörigen wie eine körperliche Erkrankung akzeptiert. **Aus Akzeptanz und Verständnis der Erkrankung folgt zumeist auch Akzeptanz der langfristigen medikamentösen Behandlung zur Vorbeugung neuer Episoden.** Die Zuverlässigkeit der Einnahme der Medikamente ist nur dann gewährleistet, wenn sowohl Patient als auch Angehörige hinter einer solchen Behandlung stehen. Sind diese Voraussetzungen gegeben, kann man auch als Mensch mit bipolarer Störung ein weitgehend normales Leben führen.

Neben der regelmäßigen Medikamenteneinnahme sind natürlich auch andere Faktoren zu berücksichtigen, die zu einer psychischen Stabilisierung beitragen. So ist ein regelmäßiger Schlafrhythmus und Vermeidung von Stress, wenn immer möglich, wichtig. Exzessiver Alkohol- oder Rauschmittelkonsum ist eindeutig ein Trigger für neue Episoden. Bestehen beispielsweise Probleme mit Suchtmitteln, so müssen diese unbedingt genau so intensiv und konsequent wie die bipolare Störung mitbehandelt werden. Da gerade **Alkoholprobleme** bei Patienten mit bipolaren Erkrankungen wesentlich häufiger als in der Normalbevölkerung vorkommen – man schätzt, dass das Risiko einer Alkoholabhängigkeit bei Männern mit bipolaren Störungen etwa doppelt so hoch, bei Frauen aber sechsmal so hoch ist –, sollte dieses Problem, wenn vorhanden, unbedingt auch von Seiten des behandelnden Arztes, aber auch von Seiten der Angehörigen, angesprochen werden.

Auch leiden Patienten mit bipolaren Störungen häufiger als der Bevölkerungsdurchschnitt an **Angsterkrankungen** und, insbesondere bei Frauen, unter **Essstörungen**. Entsprechend ist auch hier eine konsequente Behandlung dieser Probleme notwendig, da sonst der Verlauf der bipolaren Erkrankung sich deutlich verschlechtert.

Jeder Mensch mit einer bipolaren Störung ist verschieden; im Verlaufe der Erkrankung entdecken viele Betroffene für sich einige ganz persönliche Sachen, die ihnen helfen können. Viele Patienten berichten, dass ihnen Sport, insbesondere Ausdauersport, auch für die Herstellung eines seelischen Gleichgewichtes hilft. Andere kompensieren hypomanischen Tatendrang durch entsprechende künstlerische Betätigung, bzw. nutzen die Kunst als „Fenster zur eigenen Seele" in den Zeiten der Depression. Ziel ist es letztendlich, dass jeder Patient und seine Familie Experte für den individuellen Krankheitsverlauf werden, nicht nur, was die medikamentöse Behandlung betrifft, sondern auch, welche Umgebung, Beschäftigung und welche interpersonellen Kontakte für den Patienten mit bipolarer Erkrankung hilfreich sind.

Die bipolaren Störungen und ihre (psycho)sozialen Folgen

Für viele Betroffene sind die Folgen, die die bipolaren Störungen nach sich ziehen, mitunter ebenso schwer zu bewältigen wie die Erkrankung selbst, die in der Klinik oder in adäquater ambulanter Behandlung mittlerweile recht gut in den Griff zu bekommen ist. Ein Teil der Erkrankten verliert im Verlauf der Jahre, während der sie sich mit den verschiedenen Phasen – wenn auch meist durch Medikamente abgeschwächt – einer Wiedererkrankung auseinander setzen müssen, ihren sozialen Halt. Medikamente machen zwar die Verläufe flacher, d.h. Depression und/oder Manie treten seltener oder auch nicht mehr in so ausgeprägtem Maße auf, aber dennoch wird es (fast) immer wieder Zeiten geben, in denen die Krankheit mit all ihren oft schwer erträglichen Symptomen im Mittelpunkt steht und stationäre Aufenthalte nötig sind. Für andere Lebensbereiche stehen dann keine Ressourcen mehr zur Verfügung. Die Folgen sind gravierend: Der Arbeitsplatz geht vielfach verloren, die Familie zerbricht oder wird zumindest stark strapaziert, die Freunde und das soziale Umfeld wenden sich, in vielen Fällen hilflos und verzweifelt, ab.

Wenn die Erkrankung nun zum zweiten oder dritten Male auftritt, kann man mit hoher Wahrscheinlichkeit davon ausgehen, dass der **Arbeitsplatz verloren geht** oder zumindest sehr gefährdet ist. Das ist für viele Betroffene besonders schmerzlich, sind sie doch in den Zeiten zwischen den akuten Erkrankungsphasen mitunter voll leistungsfähig. Ein Teil von ihnen zeichnet sich durch besondere Kreativität und auch Produktivität aus, natürlich besonders in hypomanischen Phasen. Beim Besuch von Museen oder Gemäldegalerien dürfte es Besuchern selten bewusst sein, wie viel vom dem, was sie dort bestaunen, von Menschen geschaffen wurde, die sich in solch psychischen Ausnahmezuständen befunden haben. Dies trifft auch auf viele Beispiele der Weltliteratur oder Theaterstücke zu. Leider ist die hohe Leistungsfähigkeit meist nicht über eine längere Zeitspanne aufrecht zu erhalten, zumal wenn sich eine depressive Phase anschließt.

Arbeitgeber haben eher selten Verständnis für schwankende Leistungen und so werden die meisten Arbeitsplätze früher oder später gekündigt, selbständige Existenzen brechen zusammen. Manche Betroffene haben Glück und bekommen wenigstens eine Abfindung, die allerdings meist mit dem Arbeitslosengeld verrechnet wird. Viele aber driften ohne finanzielle Rückendeckung in die Arbeitslosigkeit ab und müssen von **ALG I (Arbeitslosengeld I)**, nach einem Jahr von **ALG II (Arbeitslosengeld II)** oder späterer Berentung leben. Zwar garantiert unser Staat jedem Menschen ein Mindesteinkommen, aber der soziale Status von ehedem kann nicht aufrechterhalten werden. Viele Betroffene haben vor der Erkrankung in gut dotierten Positionen gearbeitet, weil sie oft Besonderes in ihren jeweiligen Arbeitsfeldern geleistet haben.

Arbeitsplätze für Menschen mit psychischen Problemen

Achtung: Bei den nun folgenden Erläuterungen muss berücksichtigt werden, dass sie zu einem Zeitpunkt verfasst wurden, an dem die Reformen von Hartz IV gerade einige Monate alt sind. Vieles von dem, was sich in den vergangenen Jahren als sinnvolle Arbeitsplatzalternativen für psychisch Kranke etabliert hat, ist zum jetzigen Zeitpunkt fraglich oder gestrichen. Wir in der Psychiatrie Tätigen haben gegenwärtig den Eindruck, dass unsere Klientel bei der Abfassung der neuen Arbeitsmarktgesetze vollständig vergessen wurde.

Dennoch ist es auch nach der Einführung von **Hartz IV** nicht so, dass von bipolaren Störungen oder anderen psychischen Erkrankungen betroffene Menschen in unstrukturierten Tagesabläufen vor sich hin dämmern müssen und keine Gelegenheit mehr haben, sich ihren Lebensunterhalt zu verdienen oder sich sinnvoll zu beschäftigen. Mitte der Achtziger Jahre hat sich der so genannte **Zweite Arbeitsmarkt** etabliert, der mit **Selbsthilfefirmen, Integrationsbetrieben und beschützten Arbeitsplätzen** eine Nische für Erwerbsmöglichkeiten geschaffen hat, die auch oder vor allem für Menschen zugänglich ist, die eine gebrochene Berufsbiographie aufweisen. Diese Firmen wurden und werden weiterhin mit öffentlichen Mitteln (durch die Agentur für Arbeit, die örtlichen Arbeitsgemeinschaften für Beschäftigung, örtliche oder überörtliche

Sozialhilfeträger oder Integrationsämter) bezuschusst und konnten sich auf diese Weise auf dem Markt behaupten. Die Arbeitsplätze befinden sich häufig im **dienstleistenden und handwerklichen Bereich** (Cafés, Kantinen, Wäschereien, Gärtnereien etc.) und sind so konzipiert, dass Leistungsschwankungen ausgeglichen werden können. Für die Beschäftigten sind Ansprechpartner vorhanden, die sich mit der besonderen Lebens- und Arbeitssituation der Betroffenen auskennen und sie motivieren und unterstützen.

Die so genannten ABM-Arbeitsplätze (**ABM – Arbeitsbeschaffungs-Maßnahme**) sind zurzeit noch in sehr geringem Umfang für **Empfänger von ALG I** (also im ersten Jahr der Arbeitslosigkeit) zugänglich und zeitlich befristet (bis zu 18 Monaten). Sie werden über die Agentur für Arbeit (ehedem Arbeitsamt) vermittelt, aber gegenwärtig nach und nach abgebaut. Das ABM-Programm scheint, statistisch gesehen, die erhofften Effekte, nämlich Rückführung in den ersten Arbeitsmarkt, nicht erbracht zu haben.

Für Menschen mit **Behindertenstatus** (Antrag über das örtliche Versorgungsamt), die gleichzeitig **ALG II-Empfänger** sind, gibt es z.B. in München gegenwärtig 250 Arbeitsplätze, die über die Arbeitsgemeinschaft für Münchner Beschäftigungsinitiative (ARGE), also den Zusammenschluss von Agentur für Arbeit und örtlichem Sozialhilfeträger (Kommune), vermittelt werden. Der Nachweis einer psychischen Behinderung ist allerdings absolute Voraussetzung dafür. Ganz sicher ist, dass die Zahl der Arbeitsplätze für den Münchner Bedarf nicht ausreicht – und das dürfte in anderen Städten oder Regionen nicht anders sein.

Als tragbarer Kompromiss hatte sich für viele Betroffene die **Kombination von Berentung und Arbeit als Zuverdienst** heraus gestellt. Die Voraussetzung für eine Berentung ist allerdings eine längere und detailliert dokumentierte psychiatrische „Karriere". Diese Zuverdienstarbeitsplätze gibt es noch im Bereich der geförderten Arbeit, die Kosten für die psychosoziale Betreuung am Arbeitsplatz übernimmt der überörtliche Sozialhilfeträger, in München z.B. der Bezirk Oberbayern. Den Zuverdienst selbst, in der Regel bis zu 400,- €, müssen die Beschäftigten selbst erwirtschaften. Der Behindertenstatus kann sinnvoll sein, ist aber nicht in jedem Fall Voraussetzung.

Ein weitere Möglichkeit sind die so genannten **Ein-Euro-Jobs** (**MAW – Mehraufwandsentschädigung**). Voraussetzung ist **ALG II-Bezug** (also 345,– € plus Miete und Heizung), dazu kann dann maximal 30 Stunden pro Woche gearbeitet werden. Der Stundenlohn ist regional unterschiedlich und bewegt sich ca. zwischen 1,– und 1,50 €. Diese Arbeitsplätze dürfen keine regulären Arbeitsplätze ersetzen und müssen im öffentlichen Interesse liegen. Gegenwärtig gibt es vermehrt solche MAW-Arbeitsplätze in öffentlichen Einrichtungen, z.B. Stadtbüchereien, Zoos etc. Viele Betriebe allerdings, die bisher schon zum Zweiten Arbeitsmarkt gehörten, haben Probleme mit dieser Finanzierung, denn die so genannten Mantelkosten für die Betreuung am Arbeitsplatz reichen meist nicht aus, um den Bedürfnissen von Menschen mit psychischen Erkrankungen gerecht zu werden. Zudem sind die Rahmenbedingungen problematisch. In einer psychischen Ausnahmesituation z.B. solch einen Arbeitsplatz zu verlassen und sich nicht sofort krankschreiben zu lassen, kann bedeuten, dass die Grundsicherung von 345,– € gekürzt wird. Ein weiterer Beweis, dass psychisch Kranke hier nicht mitgedacht wurden.

Eine weitere Möglichkeit, (wieder) im Beruf Fuß zu fassen, sind **beschützte Arbeitsplätze in normalen Firmen**, die mit einem psychosozialen Dienst oder dem **örtlichen Integrationsamt** zusammen arbeiten und auf dieser Basis leistungsgeminderte oder in der Leistung schwankende Mitarbeiter beschäftigen. Sie werden von einer Integrationsfachkraft (in München früher Arbeitsassistenten) betreut. Das Integrationsamt (früher Hauptfürsorgestelle) kann die Personalkosten dieser Schwerbehinderten bezuschussen. Die Integrationsfachkräfte dürfen auch Arbeitsplätze vermitteln, unterstützen den Arbeitnehmer in sozialen Belangen und verhandeln auch, wenn nötig, mit dem Arbeitgeber, etwa um besondere Rahmenbedingungen auszuhandeln. Für solche Arbeitsplätze ist es unabdingbare Voraussetzung, sich über das örtliche Versorgungsamt einen **Schwerbehinderten-Ausweis** zu beschaffen, denn dann – und nur dann – gelten besondere arbeitsrechtliche Richtlinien und ein verbesserter Kündigungsschutz.

Dabei darf aber nicht vergessen werden, dass solch ein **Schwerbehinderten-Ausweis** auch ein „Label" ist, eine Etikettierung, als behindert und somit nicht voll leistungsfähig wahrgenommen zu werden. Dies kann in manchen Fällen, vor allem bei jungen Menschen und dem Versuch, auf dem ersten Arbeitsmarkt wieder Fuß zu fassen, auch von Nachteil sein. Darüber hinaus verletzt es das Selbstwertgefühl: Man „gehört nicht mehr dazu", ist Außenseiter, wenn nicht Verlierer. Dies mag dramatisch klingen, aber unsere straff durchorganisierte und immer stärker auf Effizienz und Effektivität ausgerichtete Arbeitswelt drängt Menschen mit Handicaps, körperlicher oder seelischer Natur, immer mehr an den Rand. So mag sich mancher überlegen, ob es Sinn macht, sich solch ein „Etikett" zuzulegen. Diejenigen aber, die sich dazu entschließen und eine hilfreiche Tagesstruktur wünschen, finden leichter einen Platz in diesen Nischen des „Schattenarbeitsmarktes" und vielleicht eine sinnvolle und zufrieden stellende Beschäftigungsmöglichkeit (z.b. im Umweltschutzbereich oder in handwerklichen oder künstlerischen Projekten).

Für Menschen, die noch einen Arbeitsplatz haben, aber nicht wissen, ob sie sich nach einer Krankheitsphase schon zutrauen, ihren alten Job wieder einzunehmen, gibt es die Möglichkeit der **„gestuften Wiedereingliederung".** Voraussetzung dafür ist Krankengeldbezug (18 Monate innerhalb von drei Jahren wegen der gleichen Erkrankung). Der Antrag muss von einem Arzt gestellt werden. So kann in einem Stufenplan (z.B. die ersten zwei Wochen zwei, dann die nächsten zwei Wochen vier, dann anschließend sechs Stunden täglich usw.) ausprobiert werden, ob die alte Leistungsfähigkeit wieder herzustellen ist. Allerdings muss sich der bisherige Arbeitsplatz für dieses Modell eignen. Die Arbeitgeber sind meist einverstanden, denn in dieser Zeit wird das Gehalt von der Krankenkasse übernommen.

Einige Träger der Erwachsenenbildung bieten auch **Seminare, Trainings, spezielle Fortbildungen und evtl. auch Vermittlung von Praktikumsplätzen** an, um den Einstieg in den ersten Arbeitsmarkt zu erleichtern. In vielen Fällen werden diese Maßnahmen von der Agentur für Arbeit oder den örtlichen Arbeitsgemeinschaften Hartz IV finanziell unterstützt. Dies war vor allem in der Vergangenheit der Fall; wie sich dieser Bereich zukünftig entwickeln wird, lässt sich zum gegenwärtigen Zeitpunkt noch nicht genau voraussagen. Auf jeden Fall macht es Sinn, in der Klinik, beim psychosozialen Dienst oder auch bei der örtlichen Agentur für Arbeit nach solchen Maßnahmen und Fortbildungen zu fragen.

Eine weitere wichtige Frage wird immer wieder aufgeworfen, wenn es um den Zusammenhang psychische Erkrankung und (bezahlte) Beschäftigung geht: Soll man bei Bewerbungen auf dem regulären Arbeitsmarkt angeben, dass man eine **psychiatrische Behandlung** mit der entsprechenden „Auszeit" hinter sich hat? Die Erfahrungen unserer Patienten sind unterschiedlich: Leider berichtet eine Mehrzahl von ihnen, dass sie, wenn sie ihre Erkrankung im Vorstellungsgespräch erwähnt haben, nichts mehr von diesem Arbeitgeber gehört haben. Meist sorgen die Lücken im Lebenslauf schon dafür, dass gar kein Bewerbungsgespräch stattfindet. Einige wenige berichten aber auch, dass sie positive Erfahrungen gemacht haben, dass Chef und Kollegen die Erkrankung akzeptieren und sie den Arbeitsplatz erhalten und behalten haben. Manche versuchen, die Lücken mit längeren Reisen, Pflege von Angehörigen oder einfach einer „Auszeit" zu erklären, müssen aber immer daran denken, dass sie sich bei einem unverfänglichen Gespräch mit Kollegen nicht verraten – eigentlich möchten wir von diesem Energie raubenden Vorgehen abraten.

Die Beziehung zu Familie und Freunden aus der Sicht der Betroffenen

Eine besondere Rolle spielt die **Familie**, wenn jemand bipolar erkrankt. Sie **ist in jedem Fall mitbetroffen** und spielt eine entscheidende Rolle im Erkrankungsprozess, aber auch bei der Gesundung oder in Zeiten, in denen jemand symptomfrei leben kann. Aus der Sicht des Erkrankten kann sie unterstützen, aber auch behindern (die Sicht der Familie selbst wird im nächsten Absatz behandelt). Besonders wichtig für die Familie ist es, sich über die Erkrankung selbst, ihren Verlauf und die Therapien und Versorgungsangebote zu informieren (siehe Absatz Psychoedukation bzw. Psychotherapie weiter oben).

Bleiben wir bei der Sicht der Betroffenen: Besonders quälend ist es für sie, wenn in Zeiten tiefer Depression Motivation von ihnen gefordert wird, sie immer wieder zu hören bekommen: „Du musst dich nur zusammenreißen". Sie werden es sicherlich versuchen, aber nicht dazu in der Lage sein – und bekommen auch noch die Schuld dafür zugewiesen. Dies überfordert die Erkrankten auf jeden Fall, zudem bekommen sie wieder einmal bestätigt, nichts wert zu sein und nichts zu können. Ebenso sollte davon abgeraten werden, die Erkrankung zu bagatellisieren. Depression ist eine schwere Erkrankung und keinesfalls das Ergebnis von Faulheit oder Verantwortungslosigkeit. Die Betroffenen **müssen** von ihrem Umfeld ernst genommen werden mit ihren Beschwerden und tiefen Verunsicherungen. Es sollte aber vermieden werden, die Betroffenen in emotionale Abhängigkeit zu bringen, ihnen jeden Schritt, jede Verpflichtung abzunehmen und sie auf diese Weise zu entmündigen. Hier eine Entscheidung zu treffen – bin ich wirklich hilfreich, verhalte ich mich entmündigend oder lasse ich mich bereits manipulieren? – ist eine schwierige Gratwanderung.

Ein heikles Thema sind auch die Suizidgedanken, die von vielen Betroffenen geäußert – oder gedacht – werden. Angehörige sollten unbedingt, in einfühlsamer und vorsichtiger Weise, immer wieder danach fragen und dieses Thema nicht aus eigener Angst vermeiden. Nur so ist es möglich, damit sinnvoll umzugehen und Hilfe zu organisieren, wenn dies nötig ist. Ebenso wichtig ist auch, die Betroffenen mit diesen quälenden suizidalen Gedanken und Wünschen nicht alleine zu lassen und ihnen deutlich zu machen, dass man sich mit ihnen und ihren Problemen beschäftigt, dass sie Bedeutung für andere haben. Seien Sie besonders wachsam, wenn Sie selbst immer wieder denken müssen: „...an ihrer/seiner Stelle würde ich mich vielleicht umbringen".

Entwickelt sich eine manische Phase, werden Angehörige meist als Verhinderer der eigenen Selbstverwirklichung, als lästige Mahner und Menschen erlebt, die einen „überhaupt nicht verstehen". An diesem Punkt entstehen fast immer tiefe Brüche zwischen den Beteiligten, die manchmal nicht mehr zu überbrücken sind. Die Familie ihrerseits sieht sich allein gelassen mit Alltagssorgen und Existenznöten. Nicht selten werden hohe Schulden gemacht, die nur schwer abzutragen sind. Ist die manische Phase ausgestanden, haben die Betroffenen ausgeprägte Schuldgefühle und stehen häufig vor den Scherben ihrer Existenz. Hier kann die Anbindung an eine psychosoziale Beratungsstelle oder einen Sozialpsychiatrischen Dienst oder natürlich auch eine Psychotherapie hilfreich sein, um quälende Schuldgefühle zu bearbeiten oder wenigstens wieder ein bisschen Überblick zu bekommen.

Die Angehörigen und Freunde

Wie schon oben erwähnt, spielen Familie (wenn sie denn noch vorhanden ist und nicht schon den Kontakt zum Betroffenen abgebrochen hat) oder auch enge Freunde eine **entscheidende Rolle** beim Verlauf der Erkrankung, mehr aber noch beim Prozess der Gesundung. Sie sind in der Regel die ersten Menschen, die bemerken, dass etwas „nicht in Ordnung" ist. An diesem Punkt ist es gut, wenn Kontakt zu einem Psychiater besteht, dessen Kompetenz man vertraut. Familie oder Freunde registrieren als erstes, wenn jemand plötzlich sehr schweigsam, trübsinnig und demotiviert ist und nicht mehr aus dem Bett findet. Sie müssen damit umgehen, dass es für ihre betroffenen Angehörigen/Freunde offensichtlich keine Freude mehr gibt, nichts, was sie aufmuntern oder erheitern könnte oder dazu bewegt, überhaupt am Leben teilzunehmen oder Verpflichtungen zu übernehmen.

Bildet sich hingegen eine Manie heraus, werden Angehörige oder Freunde nervenzehrenden Situationen ausgesetzt, wenn der oder die Betroffene mit einem Male hoch fliegende Pläne entwickelt, von deren Umsetzungsmöglichkeit er oder sie restlos überzeugt ist. Die Realität steht dem fast immer entgegen. Vieles spitzt sich zu, wenn diese Pläne oder Unterfangen mit finanziellen Risiken verbunden sind, die das eigene oder das Familienbudget nicht hergeben.

Ein Teil der Betroffenen entdeckt in der Manie, dass sie bisher nicht „richtig gelebt" haben, treibt sich nächtelang in mehr oder weniger zweifelhafter Gesellschaft herum, stürzt sich in sexuelle oder sonstige Eskapaden und trinkt plötzlich sehr viel Alkohol oder nimmt Drogen. Manische Menschen scheinen darüber hinaus nicht müde zu werden und meiden ausreichend Schlaf oder auch normale Ernährung, so lange, bis sie einen körperlichen Zusammenbruch erleiden. Häufig ist der „Absturz" in eine Depression die Folge. Zum Glück finden wir dieses Verhalten nicht in allen Fällen vor, aber es ist dennoch eine sehr häufige Erscheinungsform der beendeten manischen Phase. Andere Betroffene erleben ihre Manie nicht nur mit Hochgefühlen, sondern sind eher verstimmt und gereizt oder kämpfen mit aggressiven Impulsen. Auch sie kommen natürlich mit ihrer unmittelbaren Umwelt nicht gut zurecht. Wie auch immer, die Familie ist mitbetroffen, Unverständnis, Wut und Existenzängste der Angehörigen richten sich gegen die Betroffenen.

Diese sind aber, vor allem in den ausgeprägten manischen oder auch depressiven Phasen, in der Regel nicht in der Lage, Einsicht zu zeigen und ihr Verhalten zu ändern. Vor allem in der Depression werden Vorwürfe, die die Betroffenen zu hören bekommen, sie noch tiefer in die seelische Dunkelheit stoßen. Die Beteiligten, in der Regel emotional eng verbunden, stehen einander in dieser Situation mit Verständnislosigkeit und vor allem mit Hilflosigkeit gegenüber.

Was depressive Menschen brauchen

Wie sollen sich Angehörige oder Freunde nun verhalten? Was ist richtig, was ist falsch? Auf einem Seminar in München im Jahr 2000, bei dem viele Betroffene und Angehörige mitgewirkt haben, haben wir eine szenische Darstellung erlebt, die mehr als alle Worte verdeutlichte, was zum Beispiel depressive Menschen brauchen: Eine Frau lag, sich an ihre eigene Depression erinnernd, mitten im Raum auf dem Boden, das Gesicht nach unten. Die anderen Beteiligen sollten ihr „irgendwie helfen". Die erste Unterstützerin versuchte, sie dazu zu bewegen, aufzustehen und mir ihr spazieren zu gehen – ohne Erfolg. Die zweite Person, dargestellt von einer mitbetroffenen Mutter, erhob Vorwürfe, jammerte und bat, doch auch an sie zu denken und doch endlich „wieder normal" zu werden – ebenfalls ohne jeden Erfolg. In der dritten Szene legte sich ein Mann ganz leise, ohne ein Wort, in geringem Abstand neben die Betroffene. Die depressive Frau war nach geraumer Zeit in der Lage, nach seiner Hand zu tasten und ihn zu bitten, sie auf dem Weg nach draußen zu begleiten. Diese Szene wurde von den Seminarteilnehmern mit stürmischem Applaus bedacht. Jede/r im Raum spürte, wie wichtig und richtig das Verhalten des Unterstützers war. Es ist klar, dass dieses Bild nicht leicht in den Alltag eines – zudem wahrscheinlich noch berufstätigen – Menschen zu übersetzen ist, dennoch mag es eine kleine Anregung sein.

Konkret gilt in erster Linie, wenn ein Familienmitglied in eine Depression verfällt: In der Nähe sein, Unterstützung signalisieren, aber den betroffenen Menschen auf keinen Fall bedrängen, nicht im Guten und vor allem nicht im Bösen. Oder es aussprechen: „Ich lasse dich in Ruhe, ich bin in der Nähe, melde dich bei mir, wenn du mich brauchst". Viele Betroffene antworten nach einer Krise auf die Frage, was sie denn **in der Krise gebraucht** hätten, dass sie sich schon Nähe und Hilfe gewünscht hätten, aber nach ihren eigenen Regeln, bzw. nach den Regeln, die die Erkrankung ihnen in dem Moment auferlegt hat.

Was manische Menschen brauchen

Wesentlich schwieriger ist es natürlich, einen nahen Menschen während einer Manie zu begleiten. In der Regel werden Hilfe und Unterstützung nicht angenommen, im Gegenteil, die Betroffenen werden versuchen, sich aus dem emotionalen Netz zu befreien, das sie in diesem Moment ja als Fessel erleben. Die Welt steht ihnen offen und sie werden es nicht zulassen, dass man sie am Betreten hindert. Eine Möglichkeit besteht darin, zu versuchen, finanzielle Ressourcen, z.B. Konten, sperren zu lassen oder auf andere Weise den Betroffenen daran zu hindern, das eigene (oder fremde) Geld zu verschleudern oder sich mit Suchtmitteln zu gefährden. Solche Versuche, schädigende Kontakte oder Einflüsse auszuschalten, werden von vielen Angehörigen als Schutzmaßnahme unternommen, aber von den Betroffenen mit großer Wahrscheinlichkeit als Entmündigung erlebt und belasten natürlich die Beziehung in der aktuellen Situation erst einmal. Mitunter macht es auch Sinn, Freunde oder Bekannte über negative Entwicklungen zu informieren oder einen Arzt oder psychosozialen Dienst hinzu zu ziehen.

Naturgemäß es ist außerordentlich schwierig, einen manischen Menschen dazu zu bewegen, eine psychiatrische Praxis oder Klinik aufzusuchen. In solchen Phasen müssen Angehörige sich damit auseinander setzen, u.U. zu unliebsamen Maßnahmen zu greifen und mit Hilfe von psychiatrischem Notdienst oder Polizei jemanden, gegen seinen erklärten Willen, zwangsunterbringen lassen. Vielleicht lassen sich die schlimmsten Kränkungen verhindern, wenn „in guten Zeiten" mit den Betroffenen im Detail besprochen wird, zu welchen Maßnahmen die Angehörigen in der Krise greifen dürfen und ein gemeinsamer Notfallplan erstellt wird. Dieser könnte, ähnlich wie die **Behandlungsvereinbarung**, zu einem „Leitfaden in Krisen" werden. Den Betroffenen bliebe damit später das Gefühl erspart, dass über ihren Kopf hinweg (und mitunter zu ihrem Nachteil) entschieden wurde. Und die Angehörigen können sich, wenn sich die Krise zuspitzt, bezüglich der getroffenen Entscheidungen sicherer fühlen.

Was können Angehörige noch tun, was macht Sinn? Ein Punkt vor allem ist wichtig: Sie müssen sich **selbst Hilfe holen**, z.B. bei einer psychosozialen Beratungsstelle, einem Sozialpsychiatrischen Dienst oder natürlich in einer Selbsthilfegruppe. Sie müssen dafür Sorge tragen, dass diese Last irgendwie verteilt wird, dass ihnen andere zur Seite stehen. Vor allem auch im Selbsthilfebereich gibt es in allen größeren Orten mittlerweile Angehörigengruppen oder Angehörigenverbände. Die schwere Zeit der akuten Erkrankung eines nahe stehenden Menschen ist leichter zu ertragen, wenn man sich mit Gleichbetroffenen austauschen kann. Die Lösungen, die Andere gefunden haben, können auch für die eigene Situation zutreffen. Ein Angehöriger, der sich selbst am Rande eines Nervenzusammenbruchs befindet, wird für die Betroffenen – und sich selbst – nicht hilfreich sein können. Aus diesem Grunde ist die **wichtigste Maxime** für mitbetroffene Angehörige, sich selbst etwas Gutes zu tun, **für sich selbst zu sorgen** und Kraft zu schöpfen. Die Selbsthilfezusammenschlüsse wissen dies aus eigener Erfahrung und bieten Austausch, Seminare und Fortbildungen an; sie lassen ihre Mitglieder nicht allein. Wer sich einer solchen Gruppe oder einem Verband anschließt, tut nicht nur etwas für sich selbst, sondern auch für andere Angehörige.

Psychoedukation

Eine neuere Entwicklung und große Hilfe für Betroffene und Angehörige ist die **Psychoedukation**, die gegenwärtig teilweise mit
spezifischen Psychotherapieansätzen verschmilzt und sich in nahezu allen stationären psychiatrischen Einrichtungen etabliert hat
– ein etwas sperriges Wort für eine sehr sinnvolle Sache. Diese
Gruppen, psychoedukative Gruppen[2] oder auch Vorsorgegruppen
genannt, werden von den Mitarbeitern der behandelnden Stationen
angeboten und dienen der Aufklärung und der Auseinandersetzung
mit der Krankheit – teilweise sind sie auch direkt in die psychotherapeutischen Hilfen integriert. Im Detail und häufig mit Hilfe
von vorbereitetem Informationsmaterial wird die Entstehung der
jeweiligen Erkrankung, ihre Symptome, der Verlauf und die kriti-
schen Punkte (z.B. Frühwarnzeichen), medikamentöse Therapien,
psychotherapeutische und soziotherapeutische Ansätze und vor
allem auch prophylaktische Maßnahmen besprochen. Es geht im
Wesentlichen um die Dinge, die Sie auch im ersten Teil dieser Broschüre kennen lernen können. Natürlich ist die Wissensvermittlung
in einer psychotherapeutischen oder psychoedukativen Gruppe
effektiver und nachhaltiger, als dies beim bloßen Lesen dieser
Broschüre der Fall sein wird. So bekommt das Unfassbare einen
Namen, Hintergründe und Zusammenhänge werden transparent.
Dadurch werden Ängste reduziert, denn mit bekannten Fakten
können die meisten Menschen besser umgehen als mit undefi-
nierbaren Bedrohungen. Die bange Frage: „Was ist denn eigentlich
mit mir los?" erhält eine detaillierte Antwort. Meist umfassen diese
Gruppen acht bis zehn Sitzungen und werden in den Stationsalltag
integriert. Das Informationsmaterial kann in der Regel mitgenom-
men werden. Die Gruppen für Angehörige werden in den meisten
Kliniken abends, wenn auch Berufstätige Zeit haben, angeboten. In
nahezu jeder psychiatrischen Klinik gibt es eine Angehörigengruppe – man muss nur danach fragen.

Da viele psychische Erkrankungen, vor allem die bipolare Störung, die Tendenz zum phasenhaften Verlauf und Wiederauftreten

haben, trotz der mittlerweile sehr effektiven Medikamente bei Akutbehandlung und Prophylaxe, wird ein besonderes Augenmerk auf die **Zeit kurz vor der Erkrankung** gelegt. Die Betroffenen sollen dafür sensibilisiert werden, zu beachten, was ihnen gut tut und damit ihrer Gesunderhaltung dient und was nicht. Großer emotionaler oder beruflicher Stress, ein sehr unregelmäßiges Leben, zu wenig Schlaf, schlechte oder zu wenig Ernährung und vor allem Suchtmittelmissbrauch werden im Nachhinein immer wieder als Auslöser oder Vorwarnzeichen einer (erneuten) Erkrankung erkannt.

Seit gut einem Jahrzehnt schon arbeitet die Psychiatrie mit dem Konzept der **„Vulnerabilität"**. Dieser Begriff umschreibt, dass Menschen, die eine Disposition für psychische Erkrankungen haben, auf eine gewisse Art und Weise „dünnhäutiger" sind als andere, verletzlicher und damit nicht über die Maßen belastbar. Auf der anderen Seite sind vulnerable Menschen häufig sehr einfühlsam und kreativ und zu außerordentlichen Leistungen in der Lage – wenn das Umfeld und die Bedingungen stimmen. Wenn die Belastungen aber eine kritische Grenze übersteigen, kann es passieren, dass der seelische Haushalt aus den Fugen gerät; der Mensch wird instabil und anfällig für die Erkrankung.

Ein außerordentlich entlastendes Moment in diesen spezifischen Gruppen ist der moderierte Erfahrungsaustausch der Betroffenen untereinander. Es hat sich von jeher bewahrheitet, dass „geteiltes Leid halbes Leid" ist und vor diesem Hintergrund können die Betroffenen viele Dinge gegenseitig voneinander lernen. Dieses solidarische und am Prinzip des **„Empowerment"**[3] orientierte Element teilen diese psychoedukativen oder therapeutischen Gruppen mit den Selbsthilfegruppen.

Die Selbsthilfe und der Weg dorthin

Die Selbsthilfe stellt mittlerweile neben der stationären und ambulanten Versorgung bipolar erkrankter Menschen gewissermaßen das „dritte Standbein" dar, auch wenn es im Vergleich zu den anderen beiden Bereichen noch etwas schwach entwickelt ist. Im Verlauf dieser Störung werden die Betroffenen, zusätzlich zu den eigentlichen Symptomen der Depression oder Manie, auch vor Probleme gestellt, für die sie im Rahmen der stationären oder ambulanten Versorgung in vielen Fällen keine passenden Lösungen finden oder (noch) keine Coping-Strategien[4] erwerben können. In Selbsthilfegruppen jedoch können sie sich Unterstützung holen, die das professionelle System trotz ständig weiter entwickelter Therapiemöglichkeiten nicht anbietet – und auch nicht anbieten kann, denn es handelt sich um Unterstützung auf der Basis von Gegenseitigkeit.

Selbsthilfe-spezifische Unterstützung, die jemand **in einer Selbsthilfegruppe** erfährt, besitzt Merkmale, die in der professionellen Versorgung nicht zu finden sind. Sie hat einen ganz eigenständigen Charakter. Es ist für die meisten Betroffenen sehr wichtig, sich nicht alleine ihren Problemen ausgesetzt zu sehen. Die Erkenntnis, dass andere Ähnliches erlebt haben, normalisiert die oft bedrängenden und später meist schwer nachvollziehbaren Erfahrungen ein Stück weit. Im Umgang damit sind die Erlebnisse der anderen Betroffenen unendlich wertvoll, um Verluste zu verarbeiten, die eigene Position wieder zu finden und das Spektrum der Bewältigungsmöglichkeiten zu erweitern.

Für jeden und jede Betroffene ist es äußerst wichtig, die **richtigen Informationen** über Behandlungs- und Hilfsangebote zu bekommen, falls sich eine krisenhafte Entwicklung abzeichnet. Wie wo welche Hilfe zu bekommen ist, und ob dies für die Person in der jeweiligen Situation wirklich die richtige Hilfe ist, ist in vielen Fällen entscheidend für den Verlauf der (Wieder)-Erkrankung. Und niemand weiß besser über Hilfen und Bewältigungsmöglichkeiten Bescheid als die, die sie selbst in Anspruch nehmen mussten.

Des Weiteren bietet die Teilnahme an Selbsthilfegruppen die Möglichkeit, sich selbst und die **eigenen Erfahrungen** zu **reflektieren** und **einzuordnen**. Von Mit-Betroffenen kann auch einmal Kritik angenommen werden. Sie wissen, wovon sie sprechen, weil sie es selbst erlebt haben. In diesen Gruppen ist Toleranz gegenüber Abweichungen von der Norm eines der obersten Gebote. Dies ist entlastend für Menschen, die immer wieder an den Toleranzschwellen der „Normalwelt" scheitern. Und so können im Rahmen der Gruppe Verhaltensänderungen angestrebt werden, reflektiert im Spiegel der anderen. Oder man kann auf diese Weise lernen, sich selbst zu akzeptieren.

Diese **gegenseitige Hilfe** beschränkt sich meist nicht nur auf Gespräche, sondern sie kann auch sehr **konkret** werden. Nachdem häufig die Familie auseinander gebrochen und der Freundeskreis geschrumpft ist, ist

- das Hüten der Wohnung,
- das Versorgen von Pflanzen und Haustieren bei Klinikaufenthalt,
- die Begleitung bei einer notwendigen Einweisung,
- der Besuch im Krankenhaus,
- evtl. die Erledigung von wichtigen bürokratischen Dingen usw.

eine ganz konkrete Hilfeleistung, die innerhalb vieler Gruppen erbracht wird. Für die Lösung schwieriger Alltagsprobleme steht in den meisten Gruppen ein anderes Mitglied, eine Person des Vertrauens, zur Seite.

So wird, manchmal nach vielen negativen Erfahrungen, wieder **Vertrauen aufgebaut** und Vertrauen in andere Menschen kann das **Selbstvertrauen** wieder **stabilisieren**. Vor allem das Erleben, selbst einen Hilfsdienst zu leisten und dafür Anerkennung zu bekommen, hat therapeutischen Charakter. Manch ein Schritt fällt leichter, wenn ein Netz von Unterstützung und solidarischer Anteilnahme vorhanden ist. Falls Probleme auftauchen, kann man sich beraten und überlegen, woran es liegt und was jetzt zu tun ist.

Besonders stärkend für das Selbstvertrauen ist es jedoch, sich **gemeinsam mit anderen für die eigenen Belange einzusetzen**. Das Bild der Psychiatrie in der Öffentlichkeit ist vom seelisch kranken Täter in Tageszeitungen und Fernsehkrimis geprägt. Die

Mehrheit der betroffenen Menschen mit ihren zum Teil tragischen Schicksalen wird hingegen nicht gesehen. Dies ist ein Punkt, gegen den sich die Betroffenen gemeinsam leichter zur Wehr setzen können, indem sie sich zum Beispiel Kampagnen anschließen und an die Öffentlichkeit gehen. Zusätzlich nehmen viele regionale und überregionale Arbeitskreise, die sich mit der psychiatrischen und psychosozialen Versorgung beschäftigen, mittlerweile Betroffene aus Selbsthilfegruppen in ihren Reihen auf, um die Angebote zu koordinieren und Defizite auszumachen. Hier besteht die Möglichkeit, die Stimme zu erheben und sich für die Verbesserung der Versorgung und die Erhaltung von Menschenwürde einzusetzen.

Diese Coping-Strategien und Potentiale finden sich **nur in der Selbsthilfe**. Entscheidend ist aber die Tatsache, dass sich diese Hilfsangebote und Möglichkeiten der Selbsthilfegruppen in der Regel nicht in Konkurrenz oder Gegenposition zu den professionellen Angeboten befinden, sondern sie, aber mit ihrer eigenen, ganz spezifischen Qualität, sinnvoll ergänzen.

Das oben Beschriebene gilt allgemein für Selbsthilfegruppen von Menschen mit psychiatrischer Erfahrung, d.h. es sind in vielen Gruppen Betroffene mit den unterschiedlichsten Diagnosen anzutreffen. Für Menschen, die an Depressionen ohne manische Phasen leiden, gibt es teilweise eigene Gruppen, die sich mitunter gegenüber den Psychoseerfahrenen abgrenzen. Für Menschen mit bipolaren Störungen erleben wir zurzeit die Gründung vieler neuer Gruppen, in und um München sind es z.B. mittlerweile sechzehn. Je nachdem, wo Sie wohnen, kann es sein, dass Sie nur eine Selbsthilfegruppe vorfinden, deren Arbeit sich um die Psychiatrieerfahrung allgemein dreht, völlig unabhängig von der Art der Erkrankung. Zum Teil kann dies sinnvoll sein, spielt doch die Diagnose selbst im schwierigen Alltag häufig eine untergeordnete Rolle. Die Versorgung mit Selbsthilfegruppen speziell für Bipolare holt in Deutschland langsam auf. In Englisch sprechenden Ländern, vor allem in den USA, gibt es seit langem große Gesellschaften, die die Interessen von Betroffenen und Angehörigen vertreten, wie z.B. die Depression and Bipolar Support Alliance, www.ndmda.org.

Doch auch in Deutschland gibt es nun seit 1999 eine eigene Interessenvertretung, die Deutsche Gesellschaft für bipolare Störungen e.V. (DGBS e.V.). Mitglieder sind Professionelle, Betroffene, Angehörige und Interessierte.

Die DGBS

- fördert die Forschung und Lehre über die Ursachen, Diagnose und Therapie bipolarer Störungen,
- informiert über die neuesten Entwicklungen,
- organisiert Fortbildungsveranstaltungen,
- unterstützt Selbsthilfe-Initiativen von Betroffenen und Angehörigen,
- wirbt für mehr Aufmerksamkeit in Fachkreisen und der Öffentlichkeit,
- zeigt medizinische und gesundheitspolitische Perspektiven auf und
- arbeitet mit psychiatrischen Fachgesellschaften zusammen.

Nun fragt sich, wie kann man mit der Selbsthilfe in Kontakt treten? Die DGBS e.V. und das „Bipolar Selbsthife-Netzwerk für Menschen mit bipolaren Störungen" helfen Ihnen hilft Ihnen mit einer Kontaktadresse, wenn es in ihrer Region bereits eine Gruppe gibt, ebenso die örtlichen Selbsthilfe-Kontaktstellen in größeren Städten. Im Großraum München können Sie sich z.B. an Horizonte e.V. wenden (Adresse im Anhang) oder an das Selbsthilfezentrum. Auch psychiatrische Beratungsstellen oder viele Krankenkassen können meist weiterhelfen. Betroffene in ländlichen Regionen können sich mit der „Deutschen Arbeitsgemeinschaft Selbsthilfegruppen e.V." (DAG SHG) in Gießen oder mit der „Nationalen Kontakt- und Informationsstelle zur Anregung und Unterstützung von Selbsthilfegruppen" (NAKOS) in Berlin in Verbindung setzen. Auch dort bekommt man Antwort auf die Fragen „Wie finde ich eine Selbsthilfegruppe?" oder man wird informiert über finanzielle Hilfen und sonstige Angebote für bestehende Gruppen.

Wie bekomme ich Unterstützung, wenn ich eine Gruppe gründen will? Auch hier hilft die DGBS e.V. mit Kontakten weiter. In vielen Städten und Kreisen gibt es Geld für die Infrastruktur von Selbsthilfe, bereit gestellt von der Kommune oder auch den Krankenkassen. Dafür muss die Arbeit der Gruppe belegt und nachgewiesen werden. Zusätzlich wird von diesen Stellen detailliertes Material verschickt, wie man mit der Selbsthilfe beginnen und sie auch durchhalten kann. In der Regel bekommt man Antworten auf alle Fragen rund um die Selbsthilfe. Weiter unten finden Sie eine Checkliste zur Gründung von Selbsthilfegruppen.

Viele Selbsthilfegruppen kommen ohne Unterstützung zurecht, Selbsthilfegruppen aber, in denen sich Menschen mit seelischen Erkrankungen treffen, profitieren meist von **zusätzlicher professioneller Hilfestellung**. Nachdem ein Teil der Teilnehmer immer wieder erkrankt und wegen einer stationären Behandlung in der Gruppe ausfällt, hat es sich bewährt, dass außer den Mitgliedern auch professionelle Helfer im Hintergrund bereitstehen, die im Notfall den Einzelnen oder die gesamte Gruppe – z.B. im Falle des Suizids eines Gruppenmitglieds – auffangen und unterstützen können. Neben den Selbsthilfekontaktstellen bieten sich hier auch Ärzte, Psychologen oder Sozialpädagogen in den behandelnden Kliniken, Mitarbeiter von Beratungsstellen (z.B. psychosoziale Beratungsstellen, Sozialpsychiatrische Dienste) oder Krisenzentren an. Sie können beim Aufbau begleiten, über die Krankheit und ihren Verlauf informieren und in Notfällen zur Seite stehen. Auf jeden Fall wird es sich lohnen, die professionellen Helfer anzusprechen, ob sie sich in der Selbsthilfe oder für eine konkrete Gruppe vor Ort engagieren; bei den meisten wird man sicherlich ein offenes Ohr für solche Anliegen finden.

Checkliste zur Gründung einer Selbsthilfegruppe

Falls Sie selbst sich entschließen sollten, eine Selbsthilfegruppe zu gründen, sollten Sie sich vorher einige Fragen beantworten:

- Soll meine Gruppe „nur" für Menschen mit bipolaren Störungen sein oder für Psychiatrie-Erfahrene allgemein?
- Wie groß soll meine Gruppe sein?
- Wie komme ich an die richtigen Mitglieder?
- Wo soll sich die Gruppe treffen?
- Wo und wie soll die Gruppe bekannt gemacht werden?
- Wie oft soll sie sich treffen?

- Wie lange sollen die Sitzungen dauern?
- Wie sollen sich die Mitglieder ansprechen, duzen oder siezen?
- Gibt es eine Rauchpause?
- Wie mit Getränken und Essen umgehen?
- Soll mit einem Blitzlicht begonnen werden?
- Gibt es ein Schlussblitzlicht, eine Schlussrunde?
- Gibt es eine Moderation?
- Soll diese wechseln?
- Gibt es eine Gruppenleitung? (In der Regel werden die Gruppengründer/innen auch zu Leiter/innen, sollten sich diese Rolle aber früher oder später von der Gruppe bestätigen lassen)
- Wer vertritt die Gruppe nach außen?
- Wer gibt seinen Namen/seine Adresse als Ansprechpartner her?
- Gehen Kontakte über das eigene Telefon oder sucht man eine andere Lösung (z.B. einen Anrufbeantworter)?
- Trifft man sich auch außerhalb der Sitzungen?
- Sind Angehörige zugelassen, und wenn ja, immer oder nur an bestimmten Terminen?
- Gibt sich die Gruppe Regeln, und wenn ja, welche? (Ein Minimum an Regeln ist sicherlich sinnvoll)
- Wie soll mit der Einhaltung resp. Nichteinhaltung der Schweigepflicht umgegangen werden?
- Dürfen Journalisten in die Gruppe?
- Wie umgehen mit Mitgliedern, die die Regeln nicht einhalten oder die Gruppe „spalten"?
- Wie umgehen mit Mitgliedern, die einen stationären Aufenthalt bräuchten, aber nicht wollen?
- Wer besucht wen in der Klinik?
- Wie straff oder offen soll die Struktur der Gruppe sein?
- Sollen Referent/innen eingeladen werden?
- Soll mit dem professionellen System kooperiert werden?
- Woher kommen neue Mitglieder?

- Geht die Gruppe aktiv an die Öffentlichkeit?
- Wer soll das machen?
- Wie soll das aussehen?
- Engagiert sich die Gruppe in der örtlichen Sozial- und Gesundheitspolitik?
- Braucht die Gruppe Geld?
- Wofür?
- Woher könnte das kommen?
- Wer rechnet das Geld hinterher ab, macht den Verwendungsnachweis?
- Soll die Gruppe unabhängig bleiben oder sich einem Dachverband oder Netzwerk anschließen?
- Wer hilft, wenn es schwierig wird?
- Unter welchen Umständen darf oder soll sich eine Gruppe wieder auflösen?

Wenn Sie diese Fragen oder einen Teil der Fragen beantwortet haben, sollten Sie sich nach einer Selbsthilfekontaktstelle in ihrer Nähe oder nach einer sonstigen Einrichtung umsehen, die Sie unterstützen kann. Am besten gehen Sie diese Fragen mit jemandem durch, der oder die sich in der Selbsthilfeorganisation oder zumindest in Gruppendynamik auskennt. Wichtig wäre auch herauszufinden, ob es in Ihrer Region finanzielle Unterstützung für die Selbsthilfe gibt – fragen Sie auf jeden Fall bei Ihrer Krankenkasse nach. Außerdem macht es Sinn, wie schon oben erwähnt, nach einer professionellen Unterstützung Ausschau zu halten. Ideal wäre eine Person, die ihre Unterstützung auf Anfrage anbietet, aber sich sonst aus dem Geschehen der Gruppe heraus hält.

Eine detaillierte Hilfe zur Gründung und Aufrechterhaltung von Selbsthilfegruppen finden Sie im Leitfaden „Gruppen im Gespräch – Gespräche in Gruppen", herausgegeben von der DAG SHG – Deutschen Arbeitsgemeinschaft Selbsthilfegruppen e.V., Neuauflage 2002, Adresse siehe unten.

Anmerkungen

1. Die Behandlungsvereinbarung wird, wenn sich herausstellt, dass erneute Klinikaufenthalte notwendig werden könnten, mit den Mitarbeitern der „Wunschstation" gemeinsam erstellt. Sie hält fest, wo der oder die Betroffene behandelt werden will, welche Medikamente gut oder weniger gut vertragen werden, wer die wichtigen Bezugspersonen sind, wer benachrichtigt werden soll u.ä. mehr. Ein Teil der psychiatrischen Kliniken hat die Behandlungsvereinbarung in ihr Standardrepertoire der psychiatrischen Grundversorgung aufgenommen - sie kann bei einer erneuten Aufnahme für beide Seiten sehr sinnvoll sein. Sie ist erhältlich beim Dachverband Gemeindepsychiatrie e.V. und Familien-Selbsthilfe Psychiatrie (Adresse siehe im Anhang) oder bei den regionalen Zusammenschlüssen der Psychiatrie-Erfahrenen.

2. Manchmal gibt es diese Gruppen nur für Psychosebetroffene: Wenn dem so ist, sollte man auf der behandelnden Station nachfragen, ob es psychoedukative Angebote nicht auch, evtl. auf einer anderen Station, für bipolar Erkrankte gibt.

3. Empowerment als Begriff bedeutet: Wiedergewinnung der Kontrolle über die eigenen Lebensumstände, Wiedergewinnung von Eigenmächtigkeit. Dies gilt vor allem für Menschen mit psychiatrischer Erfahrung, für die Kontrollverlust häufig ein zentrales Moment negativer Erfahrung darstellt. Empowerment geht aber über den individuellen Rahmen hinaus; Empowerment als Prinzip bedeutet auch, gemeinsam etwas zu verändern.

4. Mit Coping-Strategie umschreibt man die Art und Weise, wie jemand mit einer chronischen Erkrankung leben kann, wie Symptome integriert und der Alltag bewältigt werden können.

Glossarium

Angermeyer, M. C. & Finzen, A. (Hrsg.): Die Angehörigengruppe. Familien mit psychisch Kranken auf dem Weg zur Selbsthilfe. Ferdinand Enke Verlag, Stuttgart 1984

BApK (Bundesverband der Angehörigen psychisch Kranker), Hrsg.: Mit psychisch Kranken leben. Rat und Hilfe für Angehörige. Psychiatrie-Verlag, Bonn 2002

Beckerle, M.: Depression: Leben mit dem Gesicht zur Wand. Erfahrungen von Frauen. Fischer Taschenbuch Verlag, Frankfurt am Main 1989

Binder, W. & Bender, W. (Hrsg.): Angehörigenarbeit in der Psychiatrie. Standortbestimmung und Ausblick. Claus Richter Verlag, Köln 1998

Bock, T.: Achterbahn der Gefühle. Mit Manie und Depression leben lernen. Psychiatrie-Verlag, Bonn 2004

Bremer, F. & Esterer, I. & Stark, M. (Hrsg.): Wege aus dem Wahnsinn. Psychiatrie-Verlag, Bonn 1995

Flach, F.: Depression als Lebenschance. Seelische Krisen und wie man sie nutzt. Rowohlt Taschenbuch Verlag, Reinbek bei Hamburg 1978

Gartelmann, A. & Knuf, A. (Hrsg.): Bevor die Stimmen wiederkommen – Vorsorge und Selbsthilfe bei psychotischen Krisen. Psychiatrie-Verlag, Bonn 1997 (einige Kapitel aus diesem Buch sind ohne weiteres auf die bipolare Erkrankung übertragbar)

Geislinger, R. (Hrsg.): Experten in eigener Sache – Psychiatrie, Selbsthilfe und Modelle der Teilhabe. Zenit-Verlag, München 1998

Grunze, H. & Walden, J.: Die bipolaren Störungen – Manisch-depressive Erkrankungen. Georg Thieme Verlag, Stuttgart 2001

Hunold P. & Rahn, E.: Selbstbewusster Umgang mit psychiatrischen Diagnosen. Psychiatrie-Verlag, Bonn 2000

Keßler, N. (Hrsg.): Manie-Feste. Frauen zwischen Rausch und Depression. Edition Balance, Psychiatrie Verlag, Bonn 1995

Knuf, A. & Seibert, U. (Hrsg.): Selbstbefähigung fördern – Empowerment und psychiatrische Arbeit. Psychiatrie-Verlag, Bonn 2000

Stark, W.: Empowerment – Neue Handlungskompetenzen in der psychosozialen Praxis. Lambertus-Verlag, Freiburg 1996

Trojan, A. (Hrsg.): Wissen ist Macht. Eigenständig durch Selbsthilfe in Gruppen. Fischer Taschenbuch Verlag, Frankfurt am Main 1987

Wagner-Neuhaus, D.: Depressionen. Ein Ratgeber für Angehörige. Psychiatrie-Verlag, Bonn 2003

Weber, P. & Steier, F.: Arbeit schaffen. Initiativen, Hilfen, Perspektiven für psychisch Kranke. Psychiatrie-Verlag, Bonn 1998

Weber, P. (Hrsg.): Tätig sein – jenseits der Erwerbsarbeit. Psychiatrie-Verlag, Bonn 2005

Wolfersdorf, M.: Krankheit Depression. Erkennen, verstehen, behandeln. Psychiatrie-Verlag, Bonn 2002

Adressen und Links im Internet

Selbsthilfegruppen, die der DGBS e.V. bekannt sind, können der Internetseite der DGBS entnommen werden. Um hier immer auf dem aktuellsten Stand zu sein, bitten wir alle neu gegründeten Selbsthilfegruppen, mit uns Kontakt aufzunehmen.

Deutsche Gesellschaft für Bipolare Störungen e.V.
Geschäftsstelle
Postfach 920249
21132 Hamburg
Tel. 040-85 40 88 83
(Di + Do 14.00-18.00 Uhr)
E-Mail: info@dgbs.de
www.dgbs.de

Bipolar Selbsthilfe-Netzwerk
Selbsthilfe-Netzwerk für Menschen mit bipolaren Störungen
E-Mail: info@bipolar-netzwerk.dgbs.de
www.bipolar-netzwerk.dgbs.de

Horizonte e.V.
Verein zur Förderung affektiv Erkrankter
Bezirkskrankenhaus Haar
Postfach 1111
85529 Haar
www.verein-horizonte.de

Nationale Kontakt- und Informationsstelle zur Anregung und Unterstützung von Selbsthilfegruppen (NAKOS)
Wilmersdorfer Str. 39
10627 Berlin
Tel. 030-31 01 89 60
Fax 030-31 01 89 70
E-Mail: selbsthilfe@nakos.de
www.nakos.de

Dachverband Gemeindepsychiatrie e.V. und
Familien-Selbsthilfe Psychiatrie (BApK)
Am Michaelshof 4b
53177 Bonn
Tel. 0228-63 26 46
Fax 0228-65 80 63
E-Mail: bapk@psychiatrie.de
www.psychiatrie.de/verband/bapk0.1htm

DAG SHG e.V., Deutsche Arbeitsgemeinschaft
Selbsthilfegruppen e.V.
Friedrichstr. 28
35392 Gießen
Tel.: 0641-9 94 56 12
www.dag-selbsthilfegruppen.de

Internet-Forum
Austausch für Betroffene, Partner und Angehörige
Ein Forum, in dem sich Angehörige manisch-depressiver Men-
schen, sowie Manisch-Kranke selbst, austauschen können. Das
Forum gibt es sowohl in deutscher als auch in englischer Sprache.

Das **deutsche Forum** finden Sie unter: www.bipolar-forum.de

Das **englischsprachige Forum** befindet sich unter:
www.manic-depressive.net

GAMIAN – Europe
Global Alliance of Mental Illness Advocacy Networks
www.gamian-europe.com

Pro mente Austria
Österreichischer Dachverband der Vereine und Gesellschaften für
psychische und soziale Gesundheit
Figulystraße 32
A – 4020 Linz
Tel. 0043-732-65 61 03-21
E-Mail: pro.mente.austria@promente.ooe.at

HPE Österreich
Hilfe für Angehörige psychisch Erkrankter
Bernhardgasse 36/4/14
A – 1070 Wien
Tel. 0043-526-42 02
E-Mail: hpe-oesterreich@inode.at

Equilibrium Schweiz
Verein zur Bewältigung von Depressionen
Seepark/Gartenstr. 4
Postfach 4819
CH – 6304 Zug
Tel. 0041-41-728 71 69
E-Mail: info@depressionen.ch
www.depressionen.ch

International Society for Bipolar Disorders
P.O. Box 7168
Pittsburgh, PA 15213-0168 USA
Tel. 001-412-605-1412
Fax 001-412-605-1415
E-Mail: donnac@isbd.org
www.isbd.org

Depression and Bipolar Support Alliance (DBSA)
(früher: National Depressive and Manic-Depressive Association
National DMDA)
730 N. Franklin Street, Suite 501
Chicago, Illinois 60610-7204 USA
Tel. 001-312-642-0049
Fax 001-312-642-7243
E-Mail: programs@ndmda.org
www.ndmda.org

Child & Adolescent Bipolar Foundation
1187 Wilmette Ave. P.M.B.
#331 Wilmette, IL 60091
Tel. 001-847-256-8525
E-Mail: cabf@bpkids.org
www.bpkids.org

Die Menschen, denen wir eine Stütze sind,
die geben uns den Halt im Leben.
Marie von Ebner-Eschenbach

Interview

Wege, die sich kreuzten
Seite an Seite mit einem bipolar Erkrankten

Sie haben einen Bekannten, der Sie seit einigen Jahren immer wieder kontaktiert, wenn er Unterstützung für die Bewältigung seiner bipolaren Erkrankung sucht. Können Sie uns erzählen, wie es zu dieser Bekanntschaft gekommen ist?

Die Bekanntschaft ist im Rahmen eines Volkshochschulkurses entstanden und für mich sehr bereichernd, da mein Bekannter über ein außerordentlich umfassendes Wissen verfügt, sehr anschaulich darüber erzählen kann und wir gut miteinander diskutieren können. Zu Anfang ist mir interessanterweise immer wieder mal aufgefallen, dass er an manchen Tagen hektisch und unkonzentriert wirkte.

Hektisch oder unkonzentriert sein ist doch eigentlich nichts Besonderes?

Für mich erschien es ungewöhnlich, weil bis dahin von ihm immer eine große Ruhe ausging, und deshalb war ich so überrascht, dass sich sein Verhalten manchmal plötzlich änderte.

Hatten Sie den Eindruck, dass es dafür einen auslösenden Grund gab?

Nein, zunächst nicht. Ich weiß auch gar nicht mehr, wann ich zum ersten Mal darauf gekommen bin, dass etwas anderes dahinter stecken könnte. Ich glaube, dass kam durch ein früheres Erlebnis, dass ich mit der Tochter meiner Freundin hatte, die mitunter ähnliche Verhaltensmuster zeigte. Ich wurde neugierig, und hinzu kam eine Fernsehsendung über bipolare Erkrankungen. Daraufhin habe ich an den Fernsehsender geschrieben, sie möchten mir Unterlagen schicken. Ich erhielt eine Literaturliste, in der u.a. auch das Buch „Meine ruhelose Seele" von K. R. Jamison aufgeführt war. Nachdem ich es gelesen hatte wurde mir klar, dass die Verhaltensweisen, die ich bei meinem Bekannten beobachtete, in den Bereich bipolarer Störungen passen könnten, woraufhin ich mir dann weitere Informationen beschaffte.

Wie konnten Sie diese Informationen für sich nutzen?

Ich lernte, sehr viel mehr Geduld und sehr viel mehr Einfühlungsvermögen zu haben und nicht immer gleich ungeduldig zu werden, sondern mich zurückzunehmen. Bei neuen Erlebnissen mit meinem Bekannten setze ich mich zu Hause hin und suchte in der Literatur nach ähnlichen Situationsbeschreibungen, um festzustellen welche Fehler ich gemacht hatte und wie ich reagieren sollte, um den Kontakt zu ihm zu behalten.

War Ihnen der Kontakt zu Ihrem Bekannten denn so wichtig?

Ja, er war mir schon wichtig, denn ich wusste inzwischen viel von ihm, seinem enormen Wissen, seiner Familie, und es ist ja immer so, wenn man einen guten Gesprächspartner hat, dann möchte man ihn nicht missen und möchte den Kontakt aufrecht erhalten.

Und wie ist es Ihrem Bekannten dann weiter ergangen?

Ja, das Bild wurde sehr viel krasser, er hatte ja auch viele Schwierigkeiten mit seiner Familie und im Freundeskreis, die an die Substanz gingen. Dabei hat er mich manchmal um Hilfe gebeten.

Welche Hilfe wollte er haben?

Nur mich als Menschen. Ich hatte das Gefühl, er brauchte mich als Menschen, um nicht allein zu sein.

Können Sie ein paar Beispiele schildern über Begebenheiten in solchen Phasen?

Ja, ich bin hingegangen, wenn er mich gerufen hat, z. B. sind wir gemeinsam ein ganzes Stück gelaufen oder haben irgendwo etwas getrunken. Ich habe zugehört und niemals eingewirkt, dass hatte ich aus meiner Literatur entnommen, dass so etwas in dieser Situation keinen Zweck hat. Ich habe ihn so sein lassen wie er ist und versucht, dass er keine groben Fehler macht. Es ist besser, man ist einfach nur da. Und was ich bei solchen Treffen beobachtete und an ihm bisher nicht kannte, war, dass er sich z. B. zu den Kellnern übertrieben kumpelhaft verhielt, aber nie aggressiv. Einmal ist es in einem Lokal passiert, als er auch wieder ein bisschen hektisch reagierte, aber nett hektisch, dass die Bedienung mich fragte: „Kennen Sie den schon lange?", woraufhin ich sagte: „Welchen von den beiden meinen Sie denn?", und ich glaube, es wurde verstanden, was ich meinte. Einmal wollten wir mit dem Taxi zu seinem Arzt fahren. Er weigerte sich, sich anzuschnallen, und als der Taxifahrer darauf bestand, da ist er während der Fahrt einfach ausgestiegen. Der Taxifahrer meinte natürlich, er wäre betrunken, so wirken diese Menschen dann in ihrer manischen Phase. Als ich das Taxi dann stoppen ließ, sagte der Fahrer: „Ach wollen Sie ihn jetzt wieder auffangen?" und ich sagte: „Ja, dass möchte ich". Das war mir wichtig, wenn ich da war, konnte ich diese Dinge mildern.

Wie ist diese Geschichte weiter gegangen, ist die Belastung für Sie immer größer geworden?

Also die Belastung war nicht klein, die war schon groß, denn seine Bereitschaft, professionelle Hilfe anzunehmen, war gleich Null. Diese Ablehnung hing mit den Erfahrungen zusammen, die er bei seiner Schwester, die auch manisch-depressiv erkrankt ist, beobachtet hatte. Deshalb versuchte ich, die Häufigkeit unserer Treffen zu forcieren, denn ich hoffte einen Ansatzpunkt zu finden. Wenn es sich ergab, bemühte ich mich, das Wort Therapie oder Tablette oder Ähnliches ins Gespräch zu bringen. Aber ausschlaggebend war der Hinweis der DGBS e.V. auf den Tag der offenen Tür bei einer Selbsthilfegruppe. Ich hab ihm erzählt, es gibt einen Tag der offenen Tür und das würde mich schon interessieren, um vielleicht etwas Neues zu hören, denn inzwischen sprachen wir auch ganz offen über seine Erkrankung und meine Hilfen. Da passierte es das erste Mal, dass er sagte: „Ach ja, das könnte ich auch mal machen." Der dort referierende Arzt hatte ihm gut gefallen, und dann hat es noch ungefähr fünf Monate gedauert, bis er den Weg zu seiner Ärztin fand. Inzwischen nimmt er regelmäßig seine Tabletten, der Medikamentenserumsspiegel stimmt jetzt auch, und er sagt: „Ich habe mich mit den Tabletten so arrangiert, die gehören jetzt schon zu mir."

Und Sie haben das Gefühl, dass es ihm jetzt deutlich besser geht?

Bis jetzt ja. Aber im Moment mag es vielleicht auch meine Überempfindlichkeit sein, weil ich da mehr rein gucke, dass er wieder ein bisschen hektisch ist, aber er muss z. Zt. auch viel reisen und vorbereiten, es ist eine Stresszeit für ihn.

Gab es in dieser langen Zeit auch mal Situationen, wo Ihnen der Kragen geplatzt ist?

Nee, der ist mir nie geplatzt.

Warum nicht? Wie machen Sie das?

Dann schweig ich still.

Ist das gut für Ihren Bekannten?

Wenn ich dann so reagieren würde, wie ich beispielsweise vor 30, 40 Jahren reagiert habe, dann würde da etwas kaputt gehen, und er ist kein Mensch, der dann wieder schlichtet, und ich möchte nicht, dass da etwas kaputt geht, sondern da kann ich ja lieber den Mund halten und das nächste Mal kann man in aller Ruhe über das Thema reden.

Vielen Dank für das Gespräch.

Die Gesprächspartnerin ist der DGBS e.V. bekannt. August 2002